Ravneet Malhi
Basavaraj Patthi
Ashish Singla

Cuidados orais para idosos -Diagnóstico e tratamento

Ravneet Malhi
Basavaraj Patthi
Ashish Singla

Cuidados orais para idosos - Diagnóstico e tratamento

ScienciaScripts

Cover image: www.ingimage.com

This book is a translation from the original published under ISBN 978-3-659-85484-2.

Publisher:
Sciencia Scripts
is a trademark of
Dodo Books Indian Ocean Ltd. and OmniScriptum S.R.L publishing group

120 High Road, East Finchley, London, N2 9ED, United Kingdom
Str. Armeneasca 28/1, office 1, Chisinau MD-2012, Republic of Moldova, Europe
Managing Directors: Ieva Konstantinova, Victoria Ursu
info@omniscriptum.com

Printed at: see last page
ISBN: 978-620-8-36826-5

Índice:

INTRODUÇÃO

A população mundial está em transição, mas em todas as sociedades há uma evolução inevitável para o envelhecimento da população. O envelhecimento é um fenómeno universal associado à deterioração do estado de saúde. Diz-se que ninguém envelhece pelo simples facto de viver um certo número de anos. Com o passar do tempo, ocorrem certas alterações num organismo que conduzem a morbilidades, incapacidades e mesmo à morte.[1] As pessoas idosas apresentam muitas variações no declínio fisiológico e nas perturbações médicas relacionadas com a idade. O declínio da força muscular, da visão, da memória, da locomoção, da nutrição, da imunidade e da homeostase relacionado com a idade progride lentamente[2]. A fronteira da velhice não pode ser definida com exatidão porque não tem o mesmo significado em todas as sociedades. Em janeiro de 1999, o Governo da Índia adoptou a "Política Nacional para as Pessoas Idosas". Esta política define "cidadão sénior" ou "idoso" como uma pessoa com idade igual ou superior a 60 anos[1].

Atualmente, a população idosa na Índia é de cerca de 8%, totalizando mais de 80 milhões, e espera-se que atinja 12% em 2025. Prevê-se que a população mundial de idosos atinja 830 milhões em 2025, dos quais a Índia contribuirá com 110 milhões, o que significa que um em cada sete idosos no mundo será indiano. [3]

O aumento da proporção de adultos mais velhos nas zonas rurais é 3% superior quando comparado com as zonas urbanas, uma vez que as pessoas nas aldeias utilizam menos os serviços dentários. É necessária uma educação em saúde dentária centrada nas necessidades especiais desta população negligenciada e socioeconomicamente desfavorecida para melhorar a sua qualidade de vida.

O termo Geriatria deriva de uma palavra grega "GERON" que significa "homem velho" e "IATROS" significa curandeiro. É cognata de "JARA" em sânscrito, que também significa "velho".[3] A medicina dentária geriátrica é o ramo da medicina dentária que enfatiza os cuidados dentários para a população idosa e se concentra em pacientes com alterações fisiológicas, físicas e/ou psicológicas crónicas ou condições/doenças mórbidas.[4] (de acordo com Taiwan Geriatrics & Gerontology) É um ramo multidisciplinar especializado da medicina dentária geral concebido para prestar serviços dentários a pacientes idosos. Um doente geriátrico necessita de serviços de saúde e de apoio social para atingir um nível ótimo de funcionamento físico, psicológico e social.

"A medicina dentária geriátrica é a prestação de cuidados dentários a adultos mais velhos, envolvendo o diagnóstico, a prevenção e o tratamento de problemas associados ao envelhecimento normal e a doenças relacionadas com a idade, como parte de uma equipa interdisciplinar com outros profissionais de saúde" (de acordo com Mulligan R.) São identificados três grupos de indivíduos mais velhos. (1) Idoso jovem (65 - 74) (2) Idoso mais velho (75 -84)
(3) O idoso mais velho (mais de 85 anos). Esta definição e agrupamento dos idosos baseia-se na idade cronológica e não na idade biológica, embora esta última faça mais sentido[3]

A saúde dentária de um indivíduo em qualquer comunidade está relacionada com o tecido da sociedade em que o indivíduo reside. A boca é referida como um espelho da saúde geral, o que reforça o facto de a saúde oral ser parte integrante da saúde geral.

Na população idosa, uma saúde oral deficiente tem sido considerada um fator de risco para problemas de saúde geral.[4] A saúde oral é um conceito para toda a vida e devem estar disponíveis cuidados de saúde oral de elevada qualidade para todos, independentemente da idade ou das circunstâncias. A relação entre doenças sistémicas e orais é uma preocupação especial para os idosos, uma vez que a higiene oral eficaz é geralmente comprometida em doentes com alterações físicas e neurológicas.

O envelhecimento pode aumentar o risco de os pacientes desenvolverem doenças sistémicas, tais como diabetes mellitus, doenças pulmonares, doenças cardíacas e acidentes vasculares cerebrais. As condições clínicas, como a hipertensão, a terapia anticoagulante e a hipoglicemia, podem desencadear crises de emergência durante o tratamento dentário. A história médica e a avaliação, bem como os sinais vitais, ou seja, a temperatura, a frequência respiratória, a pressão arterial, a frequência e o ritmo do pulso, bem como a presença de dor ou perda de peso significativa, devem ser registados por rotina nos doentes dentários. Com o declínio das cáries e das doenças periodontais nos grupos etários mais jovens, espera-se que os profissionais de medicina dentária cuidem de mais pacientes idosos.

Os idosos representam um enorme desafio para a saúde, uma vez que sofrem de doenças debilitantes e de uma elevada prevalência de problemas de saúde oral. Na Índia, os idosos sofrem de problemas médicos duplos, ou seja, tanto de doenças transmissíveis como de doenças não transmissíveis. A nível mundial, a saúde oral deficiente dos idosos traduz-se, nomeadamente, por um elevado nível de perda de dentes, cáries dentárias e taxas elevadas de prevalência de doenças periodontais. A incidência de cancros orais e a consequente mortalidade aumentam acima dos 65 anos. A dieta está implicada em todos os aspectos da saúde oral e as doenças relacionadas com a dieta, como a diabetes, aumentam o risco de perda de dentes, ao passo que os hábitos de vida, como o tabagismo, aumentam o risco de cancros da cabeça e do pescoço e a obesidade está associada a um risco acrescido de mortalidade e morbilidade, incluindo a diminuição da mobilidade. De acordo com as estatísticas do Governo da Índia, as doenças cardiovasculares são responsáveis por um terço da mortalidade dos idosos. As doenças respiratórias são responsáveis por 10% da mortalidade, enquanto as infecções, incluindo a tuberculose, são responsáveis por outros 10%. As neoplasias representam 6% e os acidentes, o envenenamento e a violência constituem menos de 4% da mortalidade dos idosos, com taxas mais ou menos semelhantes para as infecções nutricionais, metabólicas, gastrointestinais (GI) e geniturinárias. 2, 5, [6]

Enquanto questão biossocial, o envelhecimento está também na base de quase todas as principais doenças humanas, como a aterosclerose, o cancro, os defeitos cardiovasculares, as cataratas, a diabetes, a demência, a degenerescência macular, a neurodegenerescência, a osteoporose e a sarcopenia.[7]

Os idosos são também muito propensos a sofrer de morbilidades mentais devido ao envelhecimento do cérebro, a problemas associados à saúde física, a patologias cerebrais, a factores socioeconómicos como a rutura dos sistemas de apoio familiar e a diminuição da independência económica. As perturbações mentais mais frequentes incluem a demência e as perturbações do humor. Outras perturbações incluem perturbações neuróticas e de personalidade, abuso de drogas e álcool, delírio e psicose

mental.[8]
Muitas vezes, não existe uma demarcação clara entre o envelhecimento fisiológico normal e as doenças patológicas. A perda de translucidez dos dentes e de pormenores da superfície (por exemplo, periquimatos e linhas de imbricação), a formação de cálculos pulpares e, por vezes, a esclerose dos canais radiculares são alterações comuns durante o envelhecimento, mas a cárie e a doença periodontal continuam a ser os dois principais problemas dentários nos doentes idosos. A abrasão, o atrito e a erosão dos dentes também aumentam com o avançar da idade. Não se sabe se os indivíduos mais velhos são mais susceptíveis a infecções periodontais em comparação com outros grupos etários. À medida que a recessão gengival aumenta, resultando na exposição das superfícies radiculares ao ambiente oral, a prevalência de cáries da superfície radicular aumenta na população idosa dentada. [4] A maior parte das alterações orais sentidas pelos idosos não são o resultado do processo de envelhecimento em si, mas sim as consequências de doenças sistémicas, farmacoterapia, incapacidades funcionais e deficiência cognitiva. Assim, a gestão dos problemas orais em pacientes idosos não depende do desenvolvimento de novas competências técnicas, mas sim do conhecimento dos aspectos biológicos, psicológicos e sociais das alterações relacionadas com a idade e das alterações relacionadas com a doença; e do papel de uma equipa interdisciplinar.[9]

Os cuidados dentários são vitais para manter os dentes naturais e melhorar a qualidade de vida das pessoas idosas. O objetivo geral da terapia dentária é preservar a dentição, prevenindo a progressão das doenças dentárias. Deve ser integrada na gestão global da saúde de todos os doentes geriátricos e a sua manutenção é crucial para a estabilidade e a saúde funcional dos tecidos. A preservação de uma boa saúde oral começa cedo na vida, através do desenvolvimento de estilos de vida saudáveis, da prática de autocuidados adequados e da utilização regular dos serviços de saúde oral, quando disponíveis.

Capítulo 1

CLASSIFICAÇÃO DO DOENTE GERIÁTRICO

Um doente geriátrico é um adulto idoso frágil, dependente, ou ambos, que necessita de serviços de saúde e de apoio social para atingir um nível ótimo de funcionamento físico e social.

1. **Classificação com base na idade cronológica**[10]

Categoria	Grupo etário
Jovem Velho	65-74 anos
Velho-velho	75 -84 anos
Mais antigo	>85 anos

2. De acordo com a Dental Clinics of North America[10]

Bem idoso	Vida independente - uma ou duas doenças médicas crónicas menores.
Idosos frágeis	Vida independente - doença médica debilitante crónica grave e ligeira coexistente, dependente de medicamentos, poucos institucionalizados.
Funcionalmente idosos dependentes	Idêntico a II, mas com debilitação grave e impossibilidade de independência - limitado ao domicílio ou institucionalizado.
Deficiência médica grave idosos comprometidos.	Saúde deteriorada que necessita de manutenção constante num centro de enfermagem, hospital ou outro local para idosos qualificados.

3. **A Associação Americana de Escolas de Medicina Dentária atribui uma classificação com base no grau de incapacidade**[10]
   - Idosos funcionalmente independentes
   - Idosos frágeis
   - Idosos funcionalmente dependentes

4. Classificação dada pela W.H.O. [11]

Idade média	45-59 anos
Idosos	60-74 anos
Antiga	75-90 anos
Muito antigo	mais de 90 anos

5. Classificação com base em grupos etários

Grupo etário	Categoria
60-69 anos	Hexagenários
70-79 anos	Heptagenários
80-89 anos	Octogenários
90-99 anos	Nanogenerianos
Mais de 100 anos	Centenários

6. Classificação dos países das Nações Unidas com base na percentagem da sua população idosa:

Nação designada como	Percentagem de pessoas com mais de 60 anos
Nação jovem	< 4%
Nação Madura	4-7%
Nação envelhecida	> 7%

TEORIAS DO ENVELHECIMENTO

O envelhecimento é um fenómeno mundial. O envelhecimento não é apenas a passagem do tempo. É a manifestação de acontecimentos biológicos que ocorrem ao longo de um determinado período de tempo. No entanto, existem muitas controvérsias quanto à sua compreensão. São propostas várias teorias para explicar o envelhecimento.

Os critérios sugeridos que devem ser cumpridos antes de uma teoria do envelhecimento ser aceite são os seguintes é o seguinte:

- A teoria A teoria deve explicar por que razão ocorrem as perdas de função fisiológica (deletérias).
- A teoria A teoria deve explicar porque é que as perdas são graduais (progressivas).
- A teoria A teoria deve explicar porque é que as perdas não podem ser corrigidas (intrínsecas).
- A teoria deve explicar porque é que as perdas ocorrem em todos os membros de uma espécie (universal).

Teorias biológicas: - Abordam as alterações anatómicas e fisiológicas que ocorrem com a idade.

Teorias genéticas

- Gene
- Erro
- Mutação somática
- Programado

Teorias não genéticas

- Imunológico / Autoimune
- Radical livre
- Desgaste
- Ligação cruzada ou colagénio

Teorias psico-sociais:-Explicam os processos de pensamento e os comportamentos das pessoas que envelhecem

- Teoria da desvinculação
- Teoria da atividade
- Teoria da continuidade

TEORIAS PSICOSSOCIOLÓGICAS:

- O envelhecimento psicológico é caracterizado principalmente por alterações comportamentais.
- As mudanças sociológicas referem-se a mudanças relacionadas com as influências ambientais que contribuem para e afectam as pessoas que envelhecem.
- Cada pessoa idosa é um indivíduo, e cada experiência de vida e cada mudança no ambiente de uma pessoa tem um efeito sobre ela.

Perspectivas psicossociais do envelhecimento

- O envelhecimento é aqui definido como a transformação do organismo humano após a idade de maturidade física, de modo que a probabilidade de sobrevivência diminui e é acompanhada por transformações regulares na aparência, comportamento, experiência e papéis sociais.
- O envelhecimento psicossocial pode ser descrito como o resultado dedo desuso de conhecimentos previamente adquiridos competências, o desgaste aleatório, a alteração da capacidade de adaptação

devido a variáveis ambientais,

perda de recursos internos e externos, e influências genéticas ao longo da vida.

- Os cientistas sociais concordam que a genética (hereditariedade) é um fator importante na determinação da duração da vida humana, embora o ambiente desempenhe um papel importante na modificação da esperança de vida.
- O ponto principal da Teoria Psicossocial: À medida que as pessoas envelhecem, o seu comportamento muda, as suas interações sociais mudam e as actividades em que se envolvem mudam.

As quatro Teorias Psicossociais que iremos discutir aqui são

- Teoria da desvinculação
- Teoria da atividade
- Teorias do ciclo de vida
- Teoria da continuidade

Teoria da desvinculação

- Refere-se a um processo inevitável em que muitas das relações entre uma pessoa e outros membros da sociedade são cortadas e as que permanecem são alteradas em termos de qualidade.
- A retirada pode ser iniciada pela pessoa idosa ou pela sociedade, e pode ser parcial ou total.
- Observou-se que os idosos estão menos envolvidos na vida do que quando eram adultos jovens.
- À medida que as pessoas envelhecem, experimentam uma maior distância da sociedade e desenvolvem novos tipos de relações com a sociedade.
- Na América, há provas de que a sociedade impõe a retirada aos idosos, quer eles queiram ou não.
- Alguns sugerem que esta teoria não tem em conta o grande número de pessoas idosas que não se retiram da sociedade.
- Esta teoria é reconhecida como a primeira teoria formal que tentou explicar o processo de envelhecimento.

Teoria da atividade

- A teoria da atividade realça a importância da atividade social contínua.
- Esta teoria sugere que o autoconceito de uma pessoa está relacionado com os papéis por ela desempenhados, ou seja, a reforma pode não ser tão prejudicial se a pessoa mantiver ativamente outros papéis, tais como papéis familiares, papéis recreativos, papéis voluntários e comunitários.
- Para manter um sentido positivo de si próprio, a pessoa deve substituir os papéis perdidos pela idade por novos papéis e os estudos mostram que o tipo de atividade é importante, tal como acontece com as pessoas mais jovens.

A Teoria da Atividade parte dos seguintes pressupostos

- Há um início abrupto da velhice.
- O processo de envelhecimento deixa as pessoas sozinhas e isoladas.
- As pessoas devem ser encorajadas a permanecer activas e a fazer amigos da sua idade.
- Os padrões e expectativas da meia-idade devem ser projectados para a idade mais avançada.

- As pessoas idosas devem ser encorajadas a expandir-se e a participar.

Teorias do curso de vida

- Uma teoria que todos conhecemos bem é a das fases de desenvolvimento de Erikson, que aborda a maturidade como um processo. Em cada fase, a pessoa enfrenta uma crise ou dilema que tem de resolver para avançar para a fase seguinte, ou não resolver, o que resulta num desenvolvimento incompleto.
- Segundo Hanighurst, para que as pessoas idosas possam progredir, devem cumprir as seguintes tarefas
- Ajustar-se ao declínio da saúde e da força física.
- Adaptar-se à reforma e à redução do rendimento.
- Ajustar-se à morte do cônjuge ou de um membro da família.
- Adaptar-se a uma vida diferente daquela a que está habituado.
- Ajustar-se aos prazeres do envelhecimento, ou seja, aumentar as actividades de lazer e brincar com os netos.

Um quadro mais recente utilizado na condução da investigação segue estes pressupostos:

- O envelhecimento ocorre desde o nascimento até à morte.
- O envelhecimento envolve processos biológicos, psicológicos e sociológicos.
- As experiências durante o envelhecimento são moldadas por factores históricos.

Teoria da continuidade

- Afirma que os adultos mais velhos tentam preservar e manter estruturas internas e externas utilizando estratégias que mantêm a continuidade. Significa que as pessoas mais velhas podem procurar utilizar estratégias familiares em áreas familiares da vida.
- Na velhice, os adultos tendem a utilizar a continuidade como uma estratégia de adaptação para lidar com as mudanças que ocorrem durante o envelhecimento normal. A teoria da continuidade tem um excelente potencial para explicar a forma como as pessoas se adaptam ao seu próprio envelhecimento.
- As mudanças surgem como resultado da reflexão da pessoa idosa sobre as experiências passadas e da definição de objectivos para o futuro.

Teorias biológicas:-As teorias **biológicas** classificam o envelhecimento como genético (hereditariedade) e não genético (desgaste).As teorias genéticas são as mais promissoras em relação a encontrar respostas sobre o envelhecimento.

Teorias genéticas

Teoria do erro e da fidelidade.

- Normalmente, produzimos constantemente ou fielmente células em todo o nosso corpo, utilizando o mesmo mapa de ADN (ou proteínas) correto para o fazer uma e outra vez. O que esta teoria diz é que, ao longo do tempo, ocorre um erro ou engano no nosso mapa de ADN (ou proteínas) e começamos a produzir células que não estão corretas. É como passar de um produto de alta qualidade para um produto de menor qualidade. Esta deterioração resulta no envelhecimento e, eventualmente, ao longo da vida, na morte.

Teoria da mutação somática

- Esta teoria defende que as mutações são as alterações hereditárias que ocorrem no ADN celular. Se houver danos extensos no ADN e estes não forem reparados, então haverá provavelmente uma alteração numa sequência genética. Tem havido algumas sugestões relacionadas com a radiação de fundo de vários tipos.

Teoria da glicação

- Sugere que a glicose actua como mediador do envelhecimento.
- A glicação é a reação não-enzimática entre a glicose e as proteínas dos tecidos.
- Os estudos concluem que a glicação pode ter um efeito cumulativo profundo durante a vida de uma pessoa. Os efeitos negativos deste processo nas proteínas podem ser um dos principais factores que contribuem para as alterações da idade.
- Os efeitos deste processo podem ser semelhantes aos níveis elevados de glucose e à redução do tempo de vida dos diabéticos.

Teorias do envelhecimento celular

Teoria do envelhecimento celular programado

- Sugere que o envelhecimento pode ser o resultado de uma incapacidade da célula para traduzir os ARN necessários, em consequência de um aumento da desativação do ADN.
- Por outras palavras, a transcrição destas mensagens em proteínas funcionais pode ser restrito em pessoas idosas.
- Alguns segmentos de ADN esgotam-se com o avançar da idade ou com a seleção de células parecem alterar-se com a idade, pelo que a transcrição do ADN é limitada.

Teoria do pacemaker de envelhecimento

- Sugere que uma célula, ou um tipo de tecido, interfere com a proliferação celular, iniciando assim o processo de senescência em todo o organismo.
- Alguns sugerem que o timo é o "pacemaker" ou "relógio biológico".

Teorias do sistema de órgãos

Teoria autoimune

- À medida que o corpo envelhece, o sistema imunitário torna-se menos capaz de lidar com organismos estranhos e comete cada vez mais erros ao identificar os seus próprios tecidos como estranhos (atacando-os assim).
- Estas capacidades alteradas resultam numa maior suscetibilidade a doenças e a anomalias que resultam de respostas auto-imunes.

Teoria do controlo neuroendócrino

- Os sistemas neurológico e endócrino são os principais controladores da atividade do corpo.
- Durante a vida humana, há uma diminuição de 10% no peso do cérebro devido à perda de células e fluidos no cérebro.
- Sugere-se que as alterações relacionadas com a idade na resposta às hormonas podem ser o resultado de alterações nos receptores das hormonas e não de alterações na atividade das próprias hormonas endócrinas.

Teorias não genéticas

Teoria dos efeitos da temperatura

- Esta teoria sugere que os seres humanos poderiam viver mais tempo se a temperatura do seu corpo fosse apenas 5 graus mais baixa do que os habituais 98,6, porque existe uma relação entre o metabolismo elevado (que aumenta a temperatura) e as espécies de vida mais curta.
- Sugere-se também que, se os seres humanos conseguissem atingir a temperatura mais baixa, viveriam 20% mais tempo.

Teoria da privação de nutrientes

- A privação de oxigénio leva à senescência das células privadas.

Teoria da lipofuscina

- Também designada por teoria do "desgaste".
- Sugere que, à medida que as pessoas envelhecem, produzem manchas de idade que são uma acumulação de "detritos bioquímicos" ou produtos residuais. Pensa-se que estes resíduos se acumulam até interferirem com o funcionamento celular.

Teorias que pressupõem um plano diretor pré-existente

- Sugere a presença de um relógio biológico regido por uma série de eventos químicos .
- Existe uma morte celular programada
- As hormonas aceleram alguns processos de envelhecimento e podem abrandar outros processos. A tendência é mais no sentido de as hormonas serem uma possível causa das mudanças de idade.
- Também é consensual que ocorrem alterações profundas no cérebro à medida que os seres humanos envelhecem, mas não é consensual se perdemos ou não células nervosas.

Teorias baseadas em acontecimentos aleatórios

- Por exemplo, as teorias do "desgaste", em que os tecidos do corpo se desgastam com o uso e não conseguem renovar-se continuamente.
- A teoria da taxa de vida sugere que o gasto rápido de energia precipita o envelhecimento precoce e o gasto lento resulta num envelhecimento mais lento.
- A teoria da acumulação de produtos residuais sugere que uma espécie de obstipação celular resulta do facto de as células acumularem mais resíduos do que aqueles que podem ser eliminados de forma eficiente.
- A teoria das ligações cruzadas do envelhecimento sugere que, com a idade, algumas proteínas ficam reticuladas e podem impedir os processos metabólicos[12,13]

Capítulo 2

EPIDEMIOLOGIA

A epidemiologia ocupa-se da evolução e dos resultados das doenças nos indivíduos e nos grupos da população humana. Last (1988) definiu "epidemiologia como o estudo da distribuição e dos factores determinantes do estado de saúde ou dos acontecimentos em populações específicas e a aplicação do estudo ao controlo dos problemas de saúde"[14].

O número de pessoas com idade superior a 60 anos está a aumentar rapidamente, especialmente na Índia. A Índia, o segundo país mais populoso do mundo, tem 76,6 milhões de pessoas com idade igual ou superior a 60 anos, o que representa mais de 7,7% da população total. A principal área de preocupação é a saúde dos idosos com múltiplos problemas médicos e psicológicos[15].

O mundo encontra-se no meio de um processo único e irreversível de transição demográfica que resultará em populações mais velhas em todo o lado. Com o declínio das taxas de fertilidade, prevê-se que a proporção de pessoas com 60 anos ou mais duplique entre 2007 e 2050, e que o seu número efetivo mais do que triplique, atingindo 2 mil milhões em 2050.[16]

Na Índia, as pessoas idosas sofrem de problemas médicos duplos, ou seja, tanto de doenças transmissíveis como de doenças não transmissíveis. Esta situação é ainda agravada pela deterioração das funções sensoriais especiais, como a visão e a audição. O declínio da imunidade, bem como as alterações fisiológicas relacionadas com a idade, conduzem a um aumento do peso das doenças transmissíveis nos idosos. A prevalência da tuberculose é mais elevada entre os idosos do que entre os indivíduos mais jovens. A transição demográfica é atribuída à diminuição das taxas de fertilidade e de mortalidade devido à disponibilidade de melhores serviços de saúde. De acordo com as estatísticas do Governo da Índia, as doenças cardiovasculares representam um terço da mortalidade dos idosos. As doenças respiratórias são responsáveis por 10% da mortalidade, enquanto as infecções, incluindo a tuberculose, são responsáveis por outros 10%. As neoplasias representam 6% e os acidentes, o envenenamento e a violência constituem menos de 4% da mortalidade dos idosos, com taxas mais ou menos semelhantes para as infecções nutricionais, metabólicas, gastrointestinais e genito-urinárias.[17]

Os estudos comunitários sobre saúde mental na Índia revelaram que a prevalência pontual da depressão na população geriátrica indiana varia entre 13% e 25%. Doenças como o cancro, as doenças cardiovasculares, a diabetes, as infecções e a má saúde oral, sobretudo a perda de dentes, são mais prevalentes neste grupo etário. As doenças crónicas e a maioria das doenças orais partilham factores de risco comuns. A nível mundial, a má saúde oral entre os idosos tem sido particularmente evidente nos elevados níveis de perda de dentes, na experiência de cárie dentária e nas taxas de prevalência de doença periodontal, xerostomia e cancro oral. Os idosos têm uma incidência desproporcionadamente elevada de depressão.[18]

A prevalência da diabetes mellitus (DM) aumenta com a idade. Na Índia, 20% da população idosa tem DM. Além disso, mais de 25% dos idosos têm tolerância à glucose diminuída. A maioria dos idosos com diabetes é do tipo 2DM.

A deficiência visual é a causa mais importante de incapacidade evitável (56%) entre os idosos com mais de 60 anos. 50% dos idosos sofrem de doenças crónicas e a prevalência de doenças aumenta com o aumento da idade, passando de 39% nos idosos com 60-64 anos para 55% nos idosos com mais de 70 anos. As doenças cardiovasculares, seguidas das doenças respiratórias, são as principais causas de morte entre os idosos na Índia. As deficiências auditivas e visuais são duas das causas mais comuns de morbilidade na população idosa.[(19)] A polifarmácia é mais comum nos idosos, mas também se encontra disseminada na população em geral. Os doentes com maior risco de consequências da polifarmácia incluem os idosos, os doentes psiquiátricos, os doentes que tomam cinco ou mais medicamentos em simultâneo, os que têm vários médicos e farmácias, os doentes hospitalizados recentemente, os indivíduos com co-morbilidades concomitantes, com baixo nível de escolaridade e os que têm problemas de visão ou destreza.[20]
Entre os pacientes idosos que têm hipertensão não controlada, 80% têm hipertensão sistólica isolada e outros 14% preenchem critérios sistólicos e diastólicos.[21]
Pirâmides etárias da Índia em três regimes demográficos - alta fertilidade e mortalidade (1961), fertilidade moderada e baixa mortalidade (2001) e baixa fertilidade e baixa mortalidade (2051). Vinte e cinco por cento dos idosos na Índia sofriam de deficiência visual, seguida de dificuldades auditivas (14%) e de deficiência locomotora e senilidade (cada uma com 11%). As taxas de prevalência das cinco deficiências eram mais elevadas nas zonas rurais do que nas zonas urbanas. Com exceção da deficiência visual, as mulheres estavam à frente dos homens em todas as deficiências. Cerca de 60 por cento dos idosos na Índia vivem sem deficiências na velhice.[22]
A prevalência da obesidade está a aumentar tanto nos países desenvolvidos como nos países em desenvolvimento. A obesidade central na população idosa da Índia é um importante problema de saúde pública. A obesidade está associada a um aumento significativo da morbilidade e da mortalidade. A obesidade é um fator de risco significativo para a doença arterial coronária, a hipertensão, a colelitíase, a diabetes e a osteoartrite. A prevalência da obesidade em diferentes países varia entre 10% e 40%. O índice de massa corporal associado à menor mortalidade situa-se no intervalo de 18,5 a 24,9 em homens e mulheres com idades compreendidas entre os 30 e os 74 anos[23].
As quedas são extremamente comuns entre os adultos mais velhos. Todos os anos, cerca de uma em cada três pessoas com mais de 65 anos que vivem na comunidade cai; esta taxa aumenta com a idade avançada e é mais elevada entre as pessoas que vivem em instituições. As quedas causam mortalidade e morbilidade consideráveis. Cerca de três quartos das mortes devidas a quedas nos Estados Unidos ocorrem nos 13% da população com 65 anos ou mais.[24]
As doenças dentárias estão entre as doenças mais difundidas em todo o mundo. Embora não sejam uma causa importante de mortalidade, podem afetar negativamente a saúde geral das pessoas, especialmente na velhice. Uma saúde dentária deficiente e condições dentárias não tratadas podem ter um impacto significativo na qualidade de vida e aumentar o risco de outras doenças crónicas, como as doenças cardiovasculares. Uma saúde oral deficiente conduz a uma nutrição deficiente, e estes dois factores criam um ciclo vicioso que pode levar à deterioração geral da saúde. Cinco dimensões básicas estão incluídas em qualquer avaliação global dos idosos, nomeadamente, as actividades

da vida diária, a saúde mental, a saúde física, o funcionamento social e o funcionamento económico. Destas, a saúde física está diretamente relacionada com uma boa saúde oral. Foi também referido que a maioria dos idosos sofre de doenças como problemas respiratórios, visão deficiente, anemia e problemas dentários. [25]

O estudo National Health and Nutrition Examination Survey (NHANES) III sugeriu que a prevalência e a gravidade da periodontite aumentam com o avançar da idade e que mais de 20% das pessoas idosas têm periodontite, que os homens são mais frequentemente afectados do que as mulheres e que as pessoas idosas com baixos rendimentos estão em maior risco.[26]

Entre os 65-74 anos, um inquérito do Dental Council of India (2003) indicou que a prevalência de cáries era de 70%. Um inquérito multicêntrico sobre saúde oral (Shah *et al*, 2007) indicou que a prevalência de cáries era de 51-95%, e em Deli era de 55,2% e de doença periodontal (sangramento gengival em 96%, bolsas periodontais em 89% e perda de inserção em 80%). Esta elevada taxa de morbilidade periodontal também se reflecte na elevada percentagem de dentes perdidos. Um estudo multicêntrico da Índia (Shah *et al,* 2007) registou uma prevalência de hemorragia gengival em diferentes partes do país (12,3 - 99,8%) [27]

Devido ao aumento da esperança de vida da dentição, os adultos mais velhos estão a sofrer de cáries radiculares e recessão gengival, o que os coloca num risco ainda maior de doença periodontal. A cárie radicular é a principal causa de perda de dentes em adultos mais velhos, e a perda de dentes é a variável negativa mais significativa da qualidade de vida dos idosos relacionada com a saúde oral. Quase metade de todos os indivíduos com 75 anos ou mais têm cáries radiculares. A avaliação de uma coorte de idosos com 79 anos ou mais (idade média de 85,1 anos) com uma média de 19,4 dentes remanescentes mostrou que quase todos os indivíduos (96%) tinham experiência de cárie coronal e quase dois terços (64%) dos indivíduos tinham experiência de cárie radicular, sendo que 23% tinham cárie radicular não tratada.[28]

A prevalência de dor geral na população idosa é moderadamente elevada, com estimativas de dor persistente que variam entre 25% e 88%. Entre 6% e 20% da população tem sido relatada como apresentando bruxismo. A prevalência real de dor geral na população idosa é moderadamente elevada (variando entre 25% e 88%), e a investigação sugere que 17,4% dos idosos irão reportar uma ou mais dores orofaciais actuais ou recentes num único ano.[29]

A prevalência da xerostomia aumenta com a idade e afecta cerca de 30% da população com 65 anos ou mais. A xerostomia e a hipossalivação devido a problemas médicos e medicamentos concomitantes afectarão um número crescente de pessoas idosas, incluindo a população que usa próteses. A população idosa vulnerável que usa prótese dentária, com xerostomia e hipofunção salivar, corre o risco de sofrer de retração social, desnutrição e uma série de problemas orofaríngeos.[30]

Noventa e cinco por cento dos cancros orais e faríngeos ocorrem após os 40 anos de idade e as causas mais comuns de referenciação incluem a suspeita de lesões pré-malignas e cancerosas, alterações vesiculoerosivas inflamatórias orais e candidíase.[31]

A prevalência do edentulismo na população indiana é de metade da população geral da Índia que sofreu perda de dentes, enquanto 70% dos idosos indianos tiveram mortalidade dentária, independentemente do estatuto sociodemográfico. O nível de

desdentação completa na população em geral varia entre 1 e 2,5%, ao passo que a maioria dos estudos relatou uma desdentação completa entre 14 e 16% entre os idosos. Esta estimativa é inferior à estimativa da OMS de 19%. [32]
Estudos epidemiológicos efectuados nos Estados Unidos mostraram que mais de 50% dos indivíduos mais velhos (65 anos ou mais) tinham sofrido cáries radiculares.[4]
Diz-se que a prevalência de cáries dentárias em adultos mais velhos é superior a 50-60%. Enquanto a incidência de cáries coronárias nos idosos é mais ou menos semelhante à dos jovens, a incidência de cáries radiculares é muito mais elevada (40-70%).[3]

Capítulo 3

ACHADOS ORAIS NO ENVELHECIMENTO

A saúde oral reflecte o bem-estar geral da população idosa. Uma saúde oral comprometida pode ser um fator de risco para doenças sistémicas que ocorrem habitualmente com a idade. Por outro lado, os pacientes idosos são mais susceptíveis a doenças orais devido a doenças sistémicas relacionadas com a idade e a alterações/decadência funcionais.

Muitas vezes, não há uma demarcação clara entre o envelhecimento fisiológico normal e as doenças patológicas. A perda da translucidez dos dentes e dos detalhes da superfície (por exemplo, periquimatos e linhas de imbricação) são alterações comuns durante o envelhecimento. A abrasão, atrito e erosão dos dentes geralmente aumentam com o avanço da idade. A polpa dentária torna-se mais pequena devido à formação de dentina secundária e de cálculos pulpares e, por vezes, os canais radiculares ficam totalmente esclerosados. A perda das estruturas de suporte dos dentes (periodonto) também é comum em pacientes idosos.

Uma maior perda de ligação do epitélio e do osso alveolar nos idosos pode ser o resultado de um aumento da placa dentária e do cálculo. À medida que a recessão gengival aumenta, resultando na exposição das superfícies radiculares ao ambiente oral, a prevalência de cáries da superfície radicular aumenta na população idosa dentada.

As doenças da mucosa oral também são mais prevalentes nas populações idosas. A infeção por Candida e as lesões relacionadas com próteses são manifestações orais comuns em doentes geriátricos. A cavidade oral dos doentes idosos também é vulnerável a infecções virais (por exemplo, Herpes simplex e Herpes zoster), doenças auto-imunes (por exemplo, líquen plano erosivo, pênfigo vulgar, penfigoide) e boca ardente (síndrome) devido a disfunção imunitária, deficiências nutricionais, doenças crónicas e alterações cognitivas. A incidência de cancros orais também aumenta com o avanço da idade.

A dentina sofre uma redução da sensibilidade térmica, osmótica e eléctrica e da perceção da dor, e a sua suscetibilidade à cárie diminui. A espessura do cemento e as dimensões da polpa diminuem com a idade. A deposição de dentina secundária, as calcificações pulpares, a reabsorção radicular externa, o aumento da densidade e do volume das fibras de colagénio pulpares e a diminuição do fornecimento de nervos contribuem para uma diminuição progressiva do tamanho da polpa. Estas alterações pulpares relacionadas com a idade diminuem a sensibilidade dentária e a perceção da dor, reduzindo a capacidade de resposta aos testes pulpares.

A saliva desempenha um papel fundamental na manutenção da saúde oral e a sua diminuição pode causar cáries dentárias, infecções da mucosa oral, distúrbios sensoriais, disfunção da fala, diminuição da ingestão nutricional e dificuldade em mastigar, engolir e reter próteses. Devido às numerosas alterações relacionadas com a idade e a doença nos sistemas imunitários oral e sistémico, os adultos mais velhos são mais susceptíveis de desenvolver infecções orais oportunistas. Os organismos virais, fúngicos e bacterianos invadem, infectam e tornam-se latentes nos tecidos duros e moles da região orofaríngea, predispondo a pessoa a infecções sistémicas

disseminadas. As infecções virais mais comuns são da família do herpes (ou seja, vírus herpes simplex [HSV] e vírus varicela-zoster [VZV].[33]
A xerostomia é um dos factores que contribuem para a diminuição da sensibilidade das papilas gustativas, o aumento das cáries dentárias, a incapacidade de usar dentaduras e a sensação de ardor na boca de muitos idosos. A disfagia, dificuldade em comer ou beber, parece aumentar com a idade, a degeneração das fibras elásticas e de colagénio e a diminuição da altura do lábio e da distância intercomissural 9
aumenta com o envelhecimento.

Alterações na Mucosa Oral

- Torna-se fino, suave e seco com a idade
- Maior suscetibilidade a ferimentos ligeiros
- A língua torna-se lisa com perda das papilas filliformes
- Emagrecimento do epitélio oral
- Aumento da queratinização dos lábios e da mucosa das bochechas
- Observa-se atrofia do tecido conjuntivo.

Alterações no epitélio gengival

- Adelgaçamento do epitélio e diminuição da queratinização.
- Aumento da permeabilidade epitelial aos antigénios bacterianos
- Diminuição da resistência aos traumatismos funcionais
- Quantidade reduzida de pontilhado
- Densidade celular alterada

Esmalte e dentina

- O esmalte torna-se menos permeável e possivelmente mais quebradiço com a idade.
- Aumento da dentina peritubular e esclerose dentinária
- Diminuição da permeabilidade tubular
- Calcificação dos canais laterais e acessórios
- Aumento da formação de dentina reparadora e secundária
- Descoloração amarelada da dentina

Pasta de papel

- Aumento das fibras de colagénio (fibrose)
- Recuo dos cornos da polpa
- Pequeno volume de espaço pulpar
- Calcificações do canal
- Diminuição dos nervos pulpares e dos vasos sanguíneos
- Diminuição da capacidade de cicatrização pulpar
- Diminuição do tamanho dos odontoblastos.

Cimento

- A largura aumenta - triplica entre os 10 e os 75 anos de idade
- Torna-se suscetível de reabsorção.
- Aumento das irregularidades da superfície devido à presença de bolsas de reabsorção.
- Alteração da composição - aumento da concentração de flúor e magnésio.

Ligamento periodontal

- Diminuição da densidade de fibroblastos para 50%

- Diminuição do teor de fibras
- Aumento do tamanho do compartimento intersticial que contém os vasos sanguíneos
- Calcificações sobre e entre as fibras de colagénio
- Diminuição da taxa de produção de matrizes orgânicas
- Alterações arterioscleróticas
- Diminuição do número de restos de células epiteliais.
- Aumento do número de fibras elásticas
- A largura do ligamento periodontal aumenta apenas se o dente estiver sujeito a forças funcionais pesadas, enquanto diminui nos dentes não funcionais.

Placa bacteriana

- A taxa de acumulação e formação aumenta com a idade
- Alterações qualitativas e quantitativas observadas com o aumento da idade, o número de espiroquetas aumenta com a diminuição de S mutans.

Problemas dentários comuns

1) Aumento das cáries devido ao aumento da ingestão de uma dieta cariogénica mole rica em hidratos de carbono devido à falta de dentes e ao aumento da ingestão de açúcar devido à xerostomia e à perda do paladar
2) Aumento da recessão gengival, resultando num aumento da incidência de sensibilidade radicular difícil de controlar. Aumento da incidência de cáries radiculares difíceis de restaurar nas regiões interproximais, resultando no fracasso da restauração e na continuação da cárie.
3) Desgaste dos dentes: - Atrição, Abrasão, Erosão
4) Maior suscetibilidade a fissuras, fratura de cúspides, linhas de fissuração, perda de resiliência e diminuição da componente orgânica
5) A disfunção temporomandibular e a diminuição da dimensão vertical ocorrem devido à mordida compensatória provocada pela perda de dentes.[3]

Capítulo 4

INTERACÇÃO ENTRE DOENÇA SISTÉMICA E DOENÇA ORAL

A saúde oral tem um impacto crítico nos aspectos funcionais, psicológicos e económicos da qualidade de vida global. A cavidade oral é um portal de entrada para as infecções microbianas. As próprias perturbações relacionadas com a idade contribuem para um maior risco de doença oral nos idosos. A diabetes é um fator de risco para a doença periodontal avançada e para a infeção por Candida. Os doentes que sofrem de défices cognitivos da doença de Alzheimer ou de outras demências perdem a capacidade de realizar uma higiene oral adequada.[4]

A periodontite pode ser um fator de risco para doenças sistémicas significativas. Estudos demonstraram que os agentes patogénicos associados à periodontite, incluindo P. gingivalis , Eikenella corrodens, Prevotella intermedia e Streptococcus sanguis, partilham a capacidade de invadir as células endoteliais coronárias humanas. Estes microrganismos podem influenciar a morfologia da placa aterosclerótica, predispondo à rutura da placa e desencadeando uma síndrome coronária aguda ou um acidente vascular cerebral isquémico. Os indivíduos com diabetes mellitus estão em maior risco de doença periodontal destrutiva. As alterações na altura do osso alveolar têm sido associadas a alterações sistémicas nos tecidos ósseos e à osteoporose em mulheres pós-menopáusicas.

Com o envelhecimento, ocorre um declínio das respostas imunitárias. As alterações das caraterísticas imunitárias em indivíduos idosos são complexas, abrangendo um aumento dos níveis séricos de imunoglobulinas, uma mudança de linfócitos T naive para linfócitos T de memória, um aumento das células assassinas naturais séricas e um aumento das interleucinas (IL)-1, IL-6 e do *fator* de necrose tumoral-a.[26]

As 10 doenças sistémicas mais comuns observadas em idosos funcionalmente independentes no mundo desenvolvido são a artrite, o cancro, a doença pulmonar obstrutiva crónica, a diabetes, as doenças cardíacas, a hipertensão, os problemas de saúde mental, a osteoporose, a doença de Parkinson e o acidente vascular cerebral.

Os pacientes com artrite reumatoide (AR) podem apresentar restrição da destreza manual, o que pode comprometer a sua capacidade de manter uma higiene oral adequada.[35]

Existem dois mecanismos através dos quais a infeção e a inflamação aparentemente localizadas nas bolsas periodontais podem prejudicar a saúde geral: a passagem de agentes patogénicos periodontais e seus produtos para a circulação (bacteriemia) e a passagem de mediadores inflamatórios produzidos localmente para a circulação. Ambos os mecanismos podem contribuir para doenças inflamatórias sistémicas.[36]

A pneumonia por aspiração é uma causa importante de mortalidade e morbilidade em pessoas com 60 anos ou mais. A principal causa de morte entre os doentes de lares de idosos e a segunda causa mais comum de hospitalização nesta população é a pneumonia adquirida em lares de idosos, causada por bacilos gram-negativos. Há muito que se suspeita que a cavidade oral é uma fonte de organismos responsáveis pela pneumonia por aspiração e a cavidade oral doente seria uma fonte particularmente provável de agentes patogénicos. Vários agentes patogénicos periodontais proeminentes (incluindo as espécies *Bacteroides* e *Fusobacterium*) encontram-se entre

as "bactérias anaeróbias mais importantes como causas" da pneumonia por aspiração. As condições de má higiene oral, a acumulação de placa bacteriana e o comprometimento da defesa do hospedeiro que acompanham o colapso periodontal proporcionam condições favoráveis à proliferação e subsequente aspiração de agentes patogénicos pulmonares incubados oralmente.[37, 38]
As alterações na altura do osso alveolar estão associadas a alterações sistémicas nos tecidos ósseos e à osteoporose em mulheres pós-menopáusicas. A osteopenia sistémica ou osteoporose é uma doença degenerativa que afecta principalmente as mulheres pós-menopáusicas e, por vezes, também os homens mais velhos. Caracteriza-se pela diminuição da densidade óssea, resultando em fracturas da anca. O diagnóstico da osteopenia e da osteoporose é efectuado através de medições da densidade óssea. Vários factores têm sido associados à osteoporose, incluindo o sexo feminino, a idade, a etenicidade, a dieta e o estilo de vida. As fracturas osteoporóticas também tendem a ter um aumento da reabsorção e afinamento do córtex inferior da mandíbula, o que está correlacionado com alterações da massa óssea. A osteopenia oral (perda óssea dos maxilares) pode, portanto, ser um componente da osteopenia sistémica e da osteoporose.[26]
A associação de infecções periodontais e diabetes mellitus é bidirecional. É um forte fator de risco para a perda óssea causada pela periodontite· Sugere-se que as potenciais interações entre a diabetes e a periodontite parecem aumentar a morbilidade destas duas doençasVárias condições orais estão associadas à diabetes, tais como boca seca, infecções por cândida, atraso na cicatrização de feridas e doença periodontal. A periodontite foi descrita como a sexta complicação da diabetes, juntamente com a retinopatia, a nefropatia, a neuropatia, a doença macrovascular e a alteração da cicatrização de feridas. Uma diabetes mal controlada está também associada a doenças periodontais. A periodontite grave em pessoas com diabetes aumenta o risco de um mau controlo glicémico devido à libertação de citocinas pró-inflamatórias.
A condição hiperglicémica crónica da diabetes está associada a danos, disfunção ou falha de vários órgãos e tecidos, incluindo o periodonto, devido ao aumento do risco de infecções em doentes com diabetes, à diminuição da síntese de colagénio e de glicosaminoglicanos pelos fibroblastos gengivais e ao aumento da atividade colagenolítica do fluido crevicular (26, 39, 40).
Foi demonstrada uma associação entre a periodontite e as doenças cardiovasculares. A etiologia partilhada pode ser encontrada na semelhança dos agentes patogénicos envolvidos na periodontite e nas doenças cardiovasculares. Os agentes patogénicos associados a P. gingivalis, Eikenella corrodens, Prevotella intermedia e Streptococcus sanguis partilham a capacidade de invadir o endotélio coronário humano
células. As infecções periodontais estão associadas a uma inflamação sistémica caracterizada por um aumento da carga de agentes patogénicos periodontais, antigénios, endotoxinas e libertação de citocinas pró-inflamatórias, que podem contribuir para a aterogénese e eventos tromboembólicos que culminam em acidente vascular cerebral isquémico[26, 40]
A placa dentária pode atuar como um reservatório de agentes patogénicos respiratórios, tais como Staphylococcus aureus, Pseudomonas aeruginosa, P. gingivalis, A. actinomycetemcomitans e espécies entéricas, constituindo assim um importante fator

de risco para várias infecções respiratórias. As enzimas libertadas pelas bactérias orais podem atuar na superfície da mucosa respiratória, promovendo a adesão e a colonização de agentes patogénicos respiratórios. Os pacientes em ventiladores correm um risco mais elevado de contrair pneumonia fatal devido a infecções periodontais, e uma saúde periodontal deficiente nos idosos pode estar associada a um aumento da mortalidade por pneumonia. As bactérias dos biofilmes orais podem ser aspiradas para o trato respiratório para iniciar e causar a progressão de condições como a pneumonia por aspiração, a doença pulmonar obstrutiva crónica (DPOC) e as infecções do trato respiratório inferior.[40]

A cárie dentária tornou-se um problema de saúde oral significativo para os adultos mais velhos. Pode afetar tanto a raiz como a parte coronal do dente e é definida clinicamente como uma lesão que se estende para além da superfície do esmalte ou do cemento A Austrália revelou que o uso crónico de medicamentos anti-asmáticos e betabloqueadores estava relacionado com um aumento da cárie coronal. A cárie radicular não foi afetada. Embora existam algumas relações entre a cárie e a saúde geral, é necessária investigação adicional para caraterizar melhor as associações e relações[41]

Factores de risco de cárie em adultos mais velhos[41]

- Perda de ligação
- Secura da boca
- Presença de restaurações
- Próteses parciais removíveis
- Declínio cognitivo
- Institucionalização
- Problemas médicos (AVC)
- Geografia (residentes em meio rural)
- Medicamentos (antiasmáticos)
- Literacia (níveis baixos)
- Falta de destreza manual
- Dificuldade em compreender as instruções de higiene oral

Capítulo 5

FARMACOLOGIA GERIÁTRICA [42]

Medicamentos utilizados pelos idosos Como seria de esperar, dada a prevalência de doenças crónicas na sua população, os idosos são grandes consumidores de medicamentos sujeitos a receita médica. De acordo com as estimativas do Inquérito aos Beneficiários Actuais da Medicare, mais de 70% dos beneficiários da Medicare tomam pelo menos um medicamento crónico e quase um terço toma pelo menos três medicamentos crónicos.

Os medicamentos cardiovasculares são tomados por mais de 58% dos idosos e representam a classe de medicamentos mais frequentemente prescrita. Os analgésicos são tomados por 28,3%, os medicamentos para o sistema nervoso central (anticonvulsivantes, antieméticos, relaxantes musculares) por 13,1% e os psicoterapêuticos e os medicamentos para o aparelho respiratório por 18% da população idosa

Interações medicamentosas da varfarina com medicamentos habitualmente prescritos no tratamento dentário

MEDICAMENTO EM INTERACÇÃO	EFEITO ADVERSO
Eritromicina Tetraciclina Metronidazol Hidrato de cloral Barbitúricos	$ anticoagulação, $ risco de hemorragia $ anticoagulação, $ risco de hemorragia t anticoagulação, $ risco de hemorragia t anticoagulação, $ risco de hemorragia j anticoagulação, $ risco de tromboembolismo

Medicamentos problemáticos ou potencialmente inadequados para os idosos

	MEDICAMENTOS	PROBLEMAS POTENCIAIS
Analgésicos		
	Mepridina	Toxicidade para o SNC com formas de dosagem oral
	AINES	Risco elevado de efeitos no SNC (indometacina); Cuidado empacientes com problemas cardiovasculares

	Pentazocina	Risco elevado de efeitos adversos no SNC, efeito analgésico máximo
	Propoxifeno (e combinação)	Efeitos adversos dos narcóticos; analgesia não superior à do acetaminofeno
Agentes psicotrópicos		
	Benzodiazepinas	Os agentes de ação prolongada têm efeitos prolongados; maior risco de quedas e confusão
	Antipsicóticos fenitiazenos	Sedação, boca seca, tonturas, ortostática hipotensão, pseudoparkinsonismo
	Antidepressivos tricíclicos	Sedação, boca seca, tonturas, ortostática Hipotensão
Anti-histamínicos		
	Agentes sedativos	A clorfeniramina, a difenidramina, a hidroxizina e a prometazina têm propriedades anticolinérgicas elevadas
Antiespasmódicos		
	Antiespasmódicos intestinais	Boca seca, redução da motilidade gastrointestinal,
		alterações na deglutição
	Antiespasmódicos da bexiga urinária	Boca seca, alterações na deglutição

Medicamentos mais frequentemente prescritos e considerações sobre o tratamento dentário nos idosos

DROGAS	CONSIDERAÇÕES SOBRE A GESTÃO DENTÁRIA
Medicamentos cardiovasculares	
Enzima de conversão da angiotensina	Angioedema, hipotensão ortostática,
inibidor	xerostomia

Bloqueadores dos canais de cálcio	Hipotensão ortostática, xerostomia, hiperplasia gengival, interações medicamentosas (derivados da eritromicina, bupivacaína, mepivacaína)
Bloqueadores beta	Hipotensão ortostática, uso de vasoconstritores, xerostomia
Diuréticos	Hipotensão ortostática, xerostomia
Digoxina	Hipotensão ortostática, xerostomia, interações medicamentosas
Varfarina	Interações medicamentosas, hemorragias
AINES	
Agentes não específicos	Inibição das plaquetas, estomatite
Inibidores da COX-2	Inibição das plaquetas, estomatite
Agentes gastrointestinais	
Antagonistas dos receptores da histamina-2	Xerostomia, regurgitação, alteração do paladar, erosão do esmalte que conduz a doença pulpar
Inibidores da bomba de protões	Regurgitação, alteração do paladar, doença pulpar, erosão do esmalte que conduz à doença pulpar
Agentes psicotrópicos	
Benzodiazepinas	Sedação, défice cognitivo, boca seca
Inibidores selectivos da recaptação da serotonina	Tonturas, boca seca, alterações do paladar

Considerações dentárias aquando da prescrição de AINEs a idosos

Problema clínico	Considerações dentárias

Interações medicamentosas adversas	Os AINEs podem diminuir os efeitos dos medicamentos anti-hipertensores. f risco de hemorragia com terapêutica concomitante com varfarina. A toxicidade da digoxina pode ocorrer com a utilização simultânea.
Doença concomitante	Precaução em doentes com insuficiência cardíaca. Precaução em doentes com hipertensão. Precaução em doentes com DRGE, DPU

Medicamentos e seus efeitos secundários

Categoria do medicamento	Efeitos secundários orais
ARTRITE Corticosteróides Metotrexato AINEs	Ulcerações microbianas orais Má cicatrização de feridas Ulceração oral Hemorragia Reação liquenoide da mucosa
DOENÇA PULMONAR OBSTRUTIVA CRÓNICA Corticosteróides	Ulcerações microbianas orais Má cicatrização de feridas
DIABETES Hipoglicémico oral	Reação liquenoide da mucosa Perturbações do paladar

DOENÇAS CARDIOVASCULARES Inibidores da ECA Bloqueadores alfa	Reação liquenoide da mucosa Perturbações do paladar Ulcerações orais Reação liquenoide da mucosa Disfunção salivar
Anticoagulantes	Hemorragia
Bloqueadores beta	Reação liquenoide da mucosa Ulcerações orais Disfunção salivar
Bloqueadores dos canais de cálcio	Aumento da gengiva Reação liquenoide da mucosa Disfunção salivar Perturbações do paladar
Diuréticos	Reação liquenoide da mucosa Disfunção salivar Perturbações do paladar
Activadores dos canais de potássio	Ulcerações orais
Estatinas	Reação liquenoide da mucosa
DOENÇA DE PARKINSON	Disfunção salivar
Levodopa	Perturbação do paladar

CUIDADOS ORAIS GERIÁTRICOS

Deve ser dada prioridade à manutenção de uma boa saúde oral. As pessoas devem ser educadas sobre a importância de uma boa saúde oral e os riscos associados a uma má saúde oral. A doença periodontal é possivelmente um importante fator de risco para várias doenças sistémicas. A cárie dentária diminui com a idade, exceto a cárie radicular cementária que se deve à recessão das gengivas. A cárie radicular é observada principalmente nos pré-molares e molares. A doença periodontal é sobretudo um problema dos doentes idosos.

A cárie secundária é também o problema mais frequente nas pessoas idosas. Os dentistas e os médicos devem trabalhar em conjunto para prestar cuidados de saúde abrangentes, reduzindo assim a morbilidade e a mortalidade associadas às infecções periodontais. Do ponto de vista dentário, é importante desenvolver competências na avaliação do risco dos pacientes idosos. Essa avaliação de risco dos indivíduos mais velhos deve adotar uma abordagem holística e centrada na redução da carga infecciosa e na melhoria da auto-eficácia.

Independentemente da idade do doente, o tratamento efectuado deve ser benéfico e não causar danos ou causar danos mínimos ao doente. Por isso, é importante que o planeamento do tratamento seja precedido de uma análise cuidadosa dos factores que podem influenciar o resultado e o prognóstico da terapia. A reavaliação efectuada após a terapia dentária relacionada com a causa determinará a necessidade de tratamento adicional. [26, 40 e 41]

Os doentes geriátricos são geralmente classificados em três grupos com base na capacidade de vida funcional: funcionalmente independentes, frágeis e funcionalmente dependentes. As abordagens especiais e os objectivos de tratamento para a saúde oral são diferentes para cada grupo. Independentemente do estado funcional, a eliminação da infeção dentária aguda e da dor deve ser alcançada em todos os pacientes idosos. A prevenção de doenças orais continua a ser o foco central para a população idosa, tal como para outras populações de pacientes.

No entanto, são necessárias medidas especiais de higiene oral para os idosos. Um terço das consultas médicas resultou numa alteração dos planos de tratamento dentário e 8% das consultas levaram ao início de um tratamento médico[4]

RASTREIO DE PROBLEMAS DE SAÚDE EM GERIATRIA[2]

- Osteoporose: Densidade mineral óssea (DMO) pelo menos uma vez após os 65 anos de idade, uma vez em cada 2-3 anos.
- Hipertensão: Pressão arterial pelo menos uma vez por ano, mais frequentemente em doentes com hipertensão.
- Diabetes: Glicose sérica e hemoglobina A1C de 3 em 3 anos, mais frequentemente em doentes obesos ou hipertensos.
- Distúrbios lipídicos: Perfil lipídico de 5 em 5 anos, mais frequentemente em doentes diabéticos ou com qualquer doença cardiovascular.
- Cancro colorrectal: Pesquisa de sangue oculto nas fezes, sigmoidoscopia ou colonoscopia, regularmente até aos 75 anos de idade.

Cancro da mama: Mamografia de 2 em 2 anos entre os 50 e os 74 anos de idade.

- Cancro do colo do útero: Exame de Papanicolau de 3 em 3 anos até aos 65 anos de idade.

INTERVENÇÕES PREVENTIVAS NOS IDOSOS

- Vacinas: Imunização contra a gripe anualmente, imunização pneumocócica uma vez aos 65 anos de idade.
- Infarto do miocárdio: Aspirina diária em doentes com história prévia ou com factores de risco cardiovascular.
- Osteoporose: Cálcio 1.200 mg por dia e vitamina D pelo menos 800 UI por dia.
- Exercício físico: Nos adultos mais velhos, o aumento da atividade física melhora a função física, a força muscular, o humor, o sono e o perfil de risco metabólico. O

exercício regular e supervisionado de intensidade moderada pode reduzir a taxa de declínio da função física associada à idade.

Recomenda-se aos idosos 150 minutos/semana de atividade aeróbica de intensidade moderada, como caminhadas rápidas e exercícios de reforço muscular que envolvam todos os principais grupos musculares, em dois ou mais dias por semana.

• Alimentação: Os princípios básicos de uma alimentação saudável também são válidos para as pessoas idosas, nomeadamente:

— Consumo de frutas, legumes, cereais integrais

— Boa hidratação, pelo menos 1.000 ml de líquidos/dia

— Produtos lácteos sem gordura e com baixo teor de gordura, legumes, aves de capoeira

- Pescar pelo menos uma vez por semana

Os sistemas de administração dentária são:-[34]

- O consultório dentário privado
- Programas dentários no local
  - Programas dentários portáteis
  - Carrinha móvel para dentistas
  - Programa móvel baseado em hospitais

Os tipos de tratamentos dentários exigidos pelos pacientes idosos são os seguintes

1. Profilaxia oral
2. Tratamento da cárie e das suas complicações
3. Prótese parcial com fechos de arame forjado para facilitar a sua remoção
4. Prótese parcial fixa
5. Implantes
6. próteses totais
7. Prevenção e tratamento da malignidade oral, uma vez que é também uma doença da velhice.

Durante o tratamento de pacientes idosos, deve ter-se em conta o seguinte:-

1. A aspirina pode contribuir para a hemorragia
2. É necessária uma redução da dose da terapia antimicrobiana
3. A estomatite pode ser causada por dentífricos, colas de dentadura, elixires e gotas para a dor de dentes, etc
4. Os fabricantes de cadernos de encargos podem ser afectados por equipamentos como os testadores de pasta e as cadeiras motorizadas.

Clínicas dentárias móveis: - Prestam cuidados a pacientes domiciliários e institucionalizados à sua porta, da seguinte forma

1. Tratamento de urgência
2. Programa de tratamento
3. Programa preventivo
4. Coordenação do programa

As funções do cirurgião-dentista no tratamento de pacientes idosos são as seguintes

1. Exame oral e controlo dentário
2. Diagnóstico, diagnóstico diferencial e planeamento do tratamento

3. Para efetuar o tratamento
4. Controlo pós-operatório.

Funções importantes do higienista dentário no tratamento de pacientes idosos

1. Educação e motivação dos doentes
2. Exame oral
3. Profilaxia oral
4. Aconselhamento nutricional, especialmente no que respeita às necessidades nutricionais individuais
5. Ensino dos cuidados a ter com os dentes postiços
6. Ensino do método de escovagem dos dentes e de utilização do fio dental
7. Ensino da manutenção dos dentes naturais
8. Ensino de métodos de medicina dentária preventiva
9. Verificação do ajuste correto de próteses artificiais
10. Controlo do seguimento das instruções[44]

A incerteza e a complexidade são inerentes ao planeamento do tratamento dos idosos, dificultando as decisões de tratamento. Antes de qualquer planeamento de tratamento clínico, é necessário ter em conta os seguintes factores determinantes

1. Desejos e expectativas dos doentes.
2. Tipo e gravidade dos problemas dentários do paciente após a avaliação dos quatro domínios de necessidade, como a função, os sintomas, a patologia e a estética.
3. Impacto na qualidade de vida do doente em termos de capacidade de comer, nível de conforto e estética que pode afetar a autoimagem.
4. Probabilidade de resultado positivo do tratamento (prognóstico).
5. Disponibilidade de alternativas razoáveis e menos extensas.
6. Capacidade de tolerar o stress do tratamento.
7. A capacidade do paciente para manter a saúde oral, se está bem motivado e se pode atuar de forma independente ou se necessita de assistência.
8. Recursos financeiros do doente.
9. Tempo de vida.
10. Apoio familiar - físico, psicológico ou financeiro.

Plano de tratamento por etapas[44].

Fase I - Cuidados de emergência

Fase II - Manutenção e controlo: Inclui o tratamento de infecções crónicas, terapia de canal, aplainamento e curetagem radicular, restauração de lesões cariosas, trabalho relacionado com próteses, educação do doente para melhorar a saúde oral. É necessário um novo período de avaliação antes de se avançar

Fase III - Fase de reabilitação: Inclui implantes, endodontia cirúrgica, periodontia cirúrgica, reabilitação estética, reconstrução do plano oclusal e restauração da dimensão vertical

A gestão de cáries em adultos mais velhos coloca desafios especiais. Os critérios para a seleção da técnica e dos materiais para a restauração de cáries coronárias em adultos mais velhos são semelhantes aos das populações mais jovens. Muitas vezes, os pacientes mais velhos requerem menos anestesia local para a escavação de lesões coronárias do que os pacientes mais jovens, devido à diminuição do tamanho da câmara pulpar e da inervação; as decisões sobre este assunto devem ser individualizadas e mútuas entre o paciente e o dentista. A anatomia colocada e as restaurações podem ser menos detalhadas, devido ao desgaste dentário que é fisiológico com a idade. [41]

Tratamento das cáries da superfície radicular[41]

	Grau I	Grau II	Grau III	Grau IV
Descrição	Branco ou claro castanho; superfície não pode ser	Castanho claro; Penetração de 0,5 a 1,0 mm.	Castanho escuro; penetração igual igual ou superior a	Castanho ou preto; penetração em medicina dentária
	penetrado.		mais de 1 mm, mas não se estende à polpa.	PU1P
Gestão	Fluoreto tópico e agentes remineralizantes; recolhas frequentes	Escavação da lesão, remodelação das margens e aplicação de flúor tópico	Restauração com cimento de ionómero de vidro ou resina composta	Endodontia ou extração

Dados de Billings R, Brown L, Kaster A. Contemporary treatment strategies for root surface

cárie dentária. Gerodontia 1985; 1:20-7

Materiais actuais para restaurações de cáries radiculares em adultos mais velhos[41]

Material	Propriedades
Ionómero de vidro	Adesivo à dentina, liberta fluoreto
Ionómero de vidro modificado por resina	Cura ligeira, boa resistência inicial, fácil colocação
Resina composta	Melhor estética, sem libertação de flúor

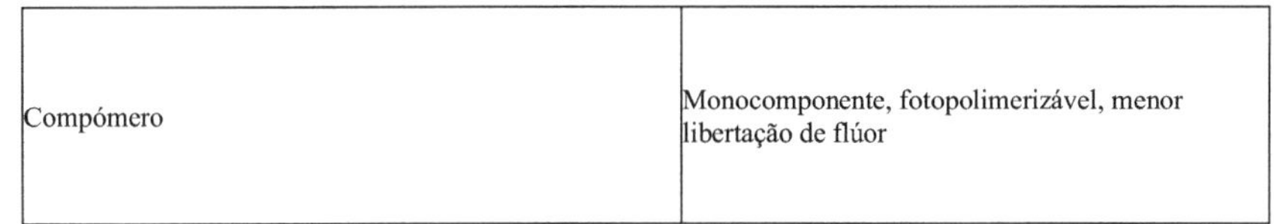

Compómero	Monocomponente, fotopolimerizável, menor libertação de flúor

De Burgess J, Gallo J. Treating root-surface caries. Dent Clin North Am 2002; 46: 385-404;

com autorização.

Os medicamentos antifúngicos tópicos (como o clotrimazol) e sistémicos (como o fluconazol) são eficazes no tratamento da candidíase. O HSV é, na maioria das vezes, auto-limitado. Os medicamentos antivirais tópicos e sistémicos podem acelerar o desaparecimento dos sinais e sintomas. [31]

O primeiro passo no tratamento de pacientes com xerostomia é estabelecer um diagnóstico. O segundo passo é agendar avaliações dentárias frequentes para avaliar os pacientes quanto a complicações orais do baixo débito salivar. A causa mais comum de distúrbios salivares é o uso de medicamentos prescritos e não prescritos. O iodo radioativo (I-131), utilizado para tratar doenças malignas da tiroide, danifica os tecidos salivares de forma dependente da dose, afectando principalmente as glândulas parótidas. As superfícies mucosas secas e a disfagia são tratadas com hidratantes e lubrificantes orais, salivas artificiais e utilização nocturna de humidificadores de cabeceira. Os médicos devem instruir os doentes para beberem líquidos enquanto comem, especialmente se os alimentos forem secos e ásperos. [45]

Os sinais clínicos de doença que ainda subsistem, tais como bolsas periodontais >6 mm e hemorragia após sondagem da bolsa, são normalmente utilizados como critérios para uma terapia periodontal adicional, como a terapia cirúrgica da bolsa. O principal objetivo da terapia periodontal cirúrgica é contribuir para a preservação a longo prazo do periodonto, facilitando a remoção e o controlo da placa bacteriana. Um objetivo adicional pode ser a regeneração do suporte periodontal. A idade não é uma contraindicação para a cirurgia periodontal, e a cicatrização obtida após a terapia não é diferente em adultos mais velhos em comparação com indivíduos mais jovens.

A terapia periodontal de suporte é um componente significativo no tratamento do doente com periodontite.

Kerry 1995 descreveu três objectivos terapêuticos do tratamento periodontal de apoio:

- Prevenir a progressão e a recorrência da doença periodontal em pacientes que tenham sido previamente tratados para a periodontite;
- Para reduzir a incidência de perda de dentes; para aumentar a probabilidade de reconhecer e tratar outras doenças ou condições encontradas na cavidade oral.[46]

Apesar de anos de esforços na área da prótese dentária, continuam a existir problemas difíceis associados ao tratamento de pacientes com prótese total e rebordos alveolares atróficos. Clínicos e investigadores continuam a procurar soluções para os problemas de saúde oral que a população geriátrica enfrenta.[4]

Cuidados a doentes institucionalizados ou que se encontram no domicílio: (idosos funcionalmente dependentes):- Estes doentes necessitam de assistência mesmo para as suas actividades normais do dia a dia. O objetivo deve ser o tratamento mínimo necessário para manter o conforto físico e psicológico. Devem ser disponibilizados serviços dentários móveis. A presença de um médico pode ser necessária nos doentes com doenças graves. Se implicar um risco médico, é preferível hospitalizar e efetuar o tratamento necessário. Nestes casos, pode ser útil a utilização de técnicas de restauração traumáticas para o tratamento restaurador.

Reabilitação estética dos idosos: "O sorriso não tem limite de idade". A maioria dos idosos leva uma vida social independente e, por conseguinte, tem consciência da sua aparência. O tratamento estético para idosos pode ir desde simples procedimentos de recontorno até ao branqueamento, laminados e coroas. Qualquer reabilitação estética importante só deve ser efectuada após uma análise oclusal e estética adequada para obter resultados previsíveis .[44]

Considerações endodônticas nos idosos: Embora não existam contra-indicações absolutas para o tratamento de canais radiculares nos idosos, existem determinadas situações que impõem limitações, como é o caso dos doentes que não conseguem sentar-se na cadeira de dentista e tolerar um tratamento prolongado ou dos doentes com doença de Parkinson grave, tremores, etc.

São muitos os desafios técnicos encontrados durante o tratamento do canal radicular dos idosos, desde o diagnóstico até às várias fases da terapia. O aumento do volume de dentina e o aumento da fibrose pulpar podem diminuir a resposta aos testes de vitalidade tradicionais. Assim, será errado assumir que a polpa não é vital e efetuar o tratamento sem outras evidências de apoio.

Certas condições sistémicas podem impedir a utilização de epinefrina, reduzindo a duração da anestesia, o que justifica reinjecções. O isolamento é muitas vezes difícil devido a cáries subgengivais ou restaurações defeituosas. Podem ser necessárias técnicas especiais para manter o dique no sítio.

O acesso e a negociação do canal representam provavelmente o maior desafio na endodontia geriátrica. As alterações fisiológicas reparadoras e degenerativas no espaço pulpar podem ser analisadas na radiografia pré-operatória, a fim de evitar um corte excessivo catastrófico. Os cálculos pulpares podem ser visualizados frequentemente com luz e ampliação adicionais. As pontas de endurecimento ultra-sónicas são especialmente úteis para cortar as calcificações que cobrem os orifícios do canal. É necessário um planeamento adequado para dentes muito erupcionados, inclinados e com altura de coroa clínica reduzida. Durante a preparação do canal, a utilização de limas de metade do tamanho pode ajudar a abrir caminho para as ferramentas de alargamento. Ao contrário dos pacientes jovens, em que a junção cemento-dentinária se situa normalmente a cerca de 0,5 a 1 mm da superfície exterior da raiz, nos casos geriátricos esta distância torna-se maior devido à formação contínua de cemento no ápice. Uma vez que os canais são muito mais estreitos, é necessário mais tempo, esforço e cuidado para preparar o canal radicular e reduzir o risco de ligação e separação. No que diz respeito ao número de sessões, os pacientes funcionalmente independentes que podem tolerar o stress podem ser tratados numa única sessão. Para os pacientes que não toleram uma abertura prolongada da boca, serão necessárias várias consultas mais curtas. A utilização de um bloco de mordida de borracha colocado pode ajudar a resolver este desconforto até certo ponto.[44]

PROGNÓSTICO

O aumento da esperança de vida está a causar uma explosão da população idosa que continuará agora e num futuro previsível. A melhoria da qualidade de vida na velhice exigirá a retenção dos dentes e, consequentemente, a necessidade de cuidados de restauração. Reter os dentes sem doenças e mantê-los no meio de uma multiplicidade de factores de risco associados à idade avançada é um desafio multifacetado. A retenção de dentes pode ter um valor impressionante na saúde dentária, física e mental global de um indivíduo idoso[44].

No tratamento das doenças periodontais em doentes idosos, é provável que um tratamento de alta qualidade, associado a um controlo adequado da placa bacteriana, resulte num bom resultado terapêutico. Para muitos doentes idosos, o tratamento simples e a prestação de apoio são tudo o que é necessário para alcançar um bom resultado terapêutico[46].

O fabrico de próteses removíveis (quando a retenção da dentição natural não é possível) requer uma atenção minuciosa à retenção, oclusão, estética e extensão das margens periféricas. Podem ser necessários ajustes e/ou reposições da prótese em intervalos regulares durante toda a vida do doente.

Os implantes dentoalveolares endósseos para adultos parcial ou totalmente desdentados alcançaram um sucesso notável nas últimas décadas e podem ser incluídos no plano de tratamento de pessoas idosas. Os pacientes que foram submetidos a cirurgia e radioterapia para cancros orais apresentam taxas de sobrevivência de 5 anos de 90% para implantes orais.

As excepções à utilização de implantes são:

(1) pacientes gravemente comprometidos do ponto de vista médico e imunossuprimidos

(2) indivíduos com cristas edêntulas gravemente atróficas (embora possa ser considerado o aumento da crista óssea).

Como mencionado anteriormente, muitos adultos mais velhos têm hipofunção salivar que pode predispor a dentaduras mal ajustadas e estomatite de dentadura. Os esforços para aumentar a produção salivar podem melhorar a retenção da prótese. Por último, em ambientes institucionais, devem ser colocadas marcas de identificação em cada prótese para evitar a sua colocação incorrecta. Desta forma, os profissionais de saúde devem ser capazes de identificar, gerir e prevenir estes problemas, de modo a melhorar a qualidade de vida dos adultos mais velhos.[33]

DISCUSSÃO

Uma das consequências mais importantes das melhorias na expetativa de vida à nascença das populações em todo o mundo é o "Envelhecimento da População", caracterizado pelo aumento relativamente rápido da população idosa, ou seja, a população com 60 anos ou mais. A população geriátrica é o segmento da população em geral que cresce mais rapidamente, um facto que terá implicações dramáticas para a saúde sistémica e oral no futuro. À medida que mais pessoas vivem mais tempo e se tornam idosas, haverá um aumento das condições e doenças crónicas que influenciarão a saúde oral e sistémica. [47, 33]

As doenças crónicas mais comuns nas pessoas idosas são a artrite, a hipertensão, as doenças cardíacas, as doenças sinusais e a diabetes mellitus. Assim, muitas pessoas idosas terão doenças da mucosa oral, dentárias, periodontais e alveolares e distúrbios quimiossensoriais, mastigatórios, salivares e da deglutição. A maioria destes problemas pode ser tratada para diminuir a morbilidade e a mortalidade nesta população.[33]

As pessoas idosas são altamente propensas a morbilidades mentais devido ao envelhecimento do cérebro, a problemas associados à saúde física, à patologia cerebral, a factores socioeconómicos como a rutura dos sistemas de apoio familiar e à diminuição da independência económica.[84]

Os desafios colocados à sociedade pela gestão dos serviços e do bem-estar das pessoas idosas consumirão uma parte cada vez maior dos recursos humanos e financeiros[26].

Williams DM et al, no seu estudo, afirmou que a aparência clínica da mucosa oral em muitos idosos saudáveis é indistinguível da de pessoas mais jovens. No entanto, uma história de trauma da mucosa oral ao longo da vida (por exemplo, morder a bochecha), doenças da mucosa (por exemplo, líquen plano), hábitos orais (por exemplo, fumar) e distúrbios salivares (por exemplo, hipofunção salivar) podem alterar o aspeto clínico e o carácter histológico da mucosa oral num adulto mais velho.

Whittaker DK et al descobriram que as alterações na dentição devido ao envelhecimento podem ser atribuídas a processos fisiológicos normais e a alterações patológicas em resposta a funcionais e a tensões ambientais. As alterações externas dos dentes incluem a descoloração (para uma cor castanha amarelada) e a perda de esmalte devido à abrasão por atrito e à erosão. O desgaste severo do esmalte acaba por expor a dentina subjacente, que produz dentina esclerótica e secundária em resposta a traumas, cáries e forças mastigatórias. Com o tempo, a dentina sofre uma redução na sensibilidade térmica, osmótica e eléctrica e na perceção da dor, e a sua suscetibilidade à cárie diminui.

Ketterl W et al afirmaram que a espessura do cemento e as dimensões da polpa diminuem com a idade. A deposição de dentina secundária, as calcificações pulpares, a reabsorção radicular externa, o aumento da densidade e do volume das fibras de colagénio pulpares e a diminuição do fornecimento de nervos contribuem para uma diminuição progressiva do tamanho da polpa. Estas alterações pulpares relacionadas com a idade diminuem a sensibilidade dentária e a perceção da dor, reduzem a capacidade de resposta aos testes pulpares e, normalmente, diminuem a necessidade de anestesia local para procedimentos dentários.

Ship JA et al descobriram que as funções quimiossensoriais do olfato e do paladar desempenham um papel vital na fisiologia humana e na qualidade de vida dos doentes. Muitos idosos queixam-se de uma diminuição do reconhecimento e do prazer alimentar, bem como de uma alteração da função olfactiva e gustativa. Enquanto a função gustativa em idosos saudáveis permanece notavelmente intacta, o olfato sofre alterações dramáticas relacionadas com a idade, mesmo em idosos saudáveis.

Robbins J et al realizaram um estudo e descobriram que a disfasia na população idosa pode ser causada pelos efeitos ambientais de determinadas condições (por exemplo, tabagismo, toxinas) e por cirurgia (por exemplo, para cancro da cabeça e do pescoço). Uma condição oral comum que está associada à disfasia em pessoas idosas é a disfunção das glândulas salivares, que pode diminuir o tempo de trânsito do bolo alimentar da boca para o esófago, segundo Caruso AJ

Fucile S et al efectuaram um estudo e examinaram a influência da idade e do uso de próteses na funcionalidade da alimentação e da deglutição e relataram que o uso de próteses, e não a idade, desempenhava o papel mais importante na deficiência da funcionalidade da alimentação. Assim, uma boa saúde oral e sistémica (bem como uma dentição intacta) desempenha provavelmente um papel importante na prevenção de problemas de deglutição.[33]

A velhice está normalmente associada a um aumento dos problemas de saúde. O peso das doenças crónicas é elevado entre os idosos. De acordo com Choudhary Mahesh et al, os principais problemas geriátricos registados foram problemas visuais (65%), hipertensão (40%), problemas dentários (34%), diabetes (26%), queixas articulares (26%) e problemas auditivos (22%). Goswami et al e Ajay K. et al também referiram a elevada prevalência de doenças oculares. Joshi K et al, no seu estudo, também constataram que a morbilidade mais prevalente entre os idosos era a anemia, seguida de problemas dentários, cataratas, hipertensão e osteoartrite. A maioria dos idosos não efectua exames de saúde regulares. Por isso, é necessário sensibilizar a população idosa para a realização de exames médicos e dentários regulares, a fim de garantir a prevenção e a deteção precoce das doenças crónicas. [1, 16]

A saúde oral é uma componente essencial da saúde ao longo da vida. Uma saúde oral deficiente e doenças orais não tratadas podem ter um impacto significativo na qualidade de vida dos idosos. A nível mundial, a saúde oral deficiente entre as pessoas idosas tem sido particularmente observada num elevado nível de perda de dentes, experiência de cárie dentária e elevadas taxas de prevalência de doença periodontal. De acordo com Shrivastav A et al, a necessidade de próteses para as arcadas superior e inferior era de 66,6% e 76,0%, respetivamente, o que estava de acordo com 76% de Mann J et al. em Israel, 72% de Shah et al. na Índia e 36% de Miyazaki et al. no Japão. [5, 25]

Uma elevada percentagem de doença periodontal e de cáries dentárias também contribui para uma taxa tão elevada de dentes perdidos. A cárie radicular é um dos problemas dentários mais significativos entre os adultos mais velhos atualmente. Muitos estudos demonstraram que os adultos mais velhos correm um maior risco de desenvolver cáries radiculares. Srivastava R et al afirmaram que quase metade (47%) dos indivíduos dentados tinham cáries dentárias activas. com idades compreendidas entre os 65 e os 74 anos. Um inquérito do Conselho Dentário da Índia indicou que a prevalência de cáries era de 70% em 2003 e Shah et al, em 2007, indicou que a prevalência de cáries em Deli era de 55,2% e a prevalência de hemorragia gengival era de 12,3 - 99,8% na Índia. [27, 28]

Vários factores contribuem para a etiologia da cárie dentária, incluindo factores ambientais e do hospedeiro. Shah e Sundaram (2004) relataram uma associação significativa entre o estatuto socioeconómico e a cárie dentária. Os dois extremos do estatuto socioeconómico apresentam factores de risco para a cárie dentária. Uma razão para isso poderia ser o facto de a população de baixo nível socioeconómico ter uma higiene oral deficiente, enquanto o grupo de nível socioeconómico mais elevado tende a consumir mais hidratos de carbono. Singh et al afirmaram que a baixa escolaridade e o baixo estatuto socioeconómico eram responsáveis pelo aumento da prevalência da doença periodontal na população rural Campus et al (2011) relataram que um risco elevado de cárie dentária estava associado ao consumo de tabaco e Offenbacher e Weathers (1985) não relataram qualquer aumento da cárie dentária entre os consumidores de tabaco sem combustão.[27, 49]

Muitas destas pessoas têm uma variedade de doenças sistémicas que terão um impacto nos seus cuidados de saúde oral. Maupome et al compararam a presença de doença imunológica, osteoporose, artrite, ataque cerebrovascular (AVC), hipertensão e doença cardiovascular com a prevalência de cárie e encontraram uma associação estatisticamente significativa entre a cárie e o AVC, mas não entre a cárie e as outras condições.[41]

Em relação ao sexo, segundo Carneiro et al, o sexo masculino apresentou menor CPOD, mais dentes cariados e menos dentes obturados, o que sugere falta de acesso aos serviços odontológicos ou menor procura por atendimento odontológico. Fernandes e Peres também relataram que cidades com piores indicadores socioeconômicos apresentaram maiores índices de extração dentária, o que pode estar associado a estágios avançados da doença, nos quais não foram oferecidas outras possibilidades terapêuticas.[50]

A Índia é um país com uma população com uma cultura, um estilo de vida e crenças religiosas diversas, o que pode influenciar significativamente o estado de saúde dos indivíduos. Rao et al afirmaram que a falta de sensibilização para a higiene oral entre a população rural deve ter contribuído para o aumento do risco de doença periodontal entre eles e que a percentagem de pessoas com doença periodontal é maior em 49 população rural.

Envelhecer significa ter de lidar com alterações nos domínios sensório-percetivo, psicomotor e cognitivo. Algumas alterações são devidas ao envelhecimento normal, outras são o resultado de processos secundários. De acordo com HL Jayakumar, a população idosa com perturbações psiquiátricas é suscetível a muitas doenças orais, uma vez que é propensa a desenvolver estes problemas específicos devido à auto-negligência geral associada à doença mental, ao medo do tratamento, ao custo do tratamento, à incapacidade de aceder a serviços dentários e aos efeitos secundários da medicação? A saúde oral dos doentes psiquiátricos é deficiente e tem grandes necessidades de tratamento não satisfeitas. Este grupo é frequentemente negligenciado devido à ignorância, ao medo, ao estigma, a ideias erradas e a atitudes negativas. Hede B19 e Tang WK também relataram práticas de higiene oral irregulares entre a população do seu estudo, o que foi atribuído a sintomas negativos na esquizofrenia e nas perturbações da personalidade. [51]

O estado da saúde oral da população idosa em geral tem sido cada vez mais abordado nos últimos anos. Globalmente, a saúde oral deficiente entre os idosos tem sido particularmente observada num elevado nível de perda de dentes, experiência de cárie dentária e elevadas taxas de prevalência de doença periodontal. A proporção de idosos está a aumentar mais rapidamente do que a de qualquer outro grupo etário. O nível de necessidade protética era mais elevado nos homens (69,5% e 82% nas arcadas superior e inferior, respetivamente) do que nas mulheres (62,3% e 67,7% nas arcadas superior e inferior, respetivamente), de acordo com Palmqvist e Shah.[52]

CONCLUSÃO

A população idosa está a aumentar nas sociedades industrializadas em todo o mundo. Com o declínio da cárie e das doenças periodontais nos grupos etários mais jovens, espera-se que os profissionais de medicina dentária cuidem de mais pacientes dentados idosos. A gestão da população idosa difere da da população em geral devido às alterações fisiológicas relacionadas com a idade, à presença de condições/doenças relacionadas com a idade, ao aumento da incidência de incapacidades físicas e mentais e também a preocupações sociais e económicas. Para gerir as necessidades de cuidados de saúde dos idosos, será necessária uma coordenação entre os prestadores de cuidados médicos e dentários. Do ponto de vista dentário, é importante desenvolver competências na avaliação do risco dos pacientes idosos. Essa avaliação de risco dos indivíduos mais velhos deve adotar uma abordagem holística e centrada na redução da carga infecciosa e na melhoria da auto-eficácia.

A medicina dentária geriátrica é um ramo multidisciplinar especializado da medicina dentária geral, concebido para prestar serviços dentários a pacientes idosos. Atualmente, as alterações orais que ocorrem durante o envelhecimento não são claramente compreendidas. Os adultos mais velhos diferem dos indivíduos mais jovens na sua resposta ao tratamento dentário. No entanto, nos adultos mais velhos, é mais comum encontrar condições gerais comprometidas que podem afetar negativamente a capacidade do paciente para manter um padrão adequado de saúde dentária. Embora isto possa ser compensado em parte por um programa de terapia de suporte cuidadosamente concebido, a prevenção e/ou eliminação de sinais clínicos de inflamação pode nem sempre ser um objetivo alcançável da terapia dentária em adultos mais velhos, particularmente naqueles que são frágeis e funcionalmente dependentes.

Para muitos doentes, um objetivo mais realista pode ser o controlo da progressão da doença, a fim de preservar uma dentição funcional e confortável ao longo da vida e, por conseguinte, a decisão

O processo de decisão sobre os níveis terapêuticos para cada doente individual deve incluir factores como a quantidade de suporte periodontal remanescente, o risco de progressão da doença, as exigências em termos de saúde oral e a esperança de vida. Muitas modalidades de tratamento para pacientes geriátricos são ainda experimentais. São necessários mais estudos em medicina dentária geriátrica, tanto a nível clínico como a nível das ciências básicas. A saúde oral está ligada ao bem-estar geral dos idosos. Por outro lado, a saúde oral adversa foi identificada como um fator de risco para várias perturbações/doenças sistémicas. Os cuidados dentários devem ser integrados na gestão global da saúde de todos os pacientes geriátricos.

BIBLIOGRAFIA

Choudhary M et al. Morbidity pattern and treatment seeking behaviour of geriatric population in Jamnagar city (Padrão de morbilidade e comportamento de procura de tratamento da população geriátrica na cidade de Jamnagar). Res Med Den Sci. 2013; 1:12-16.

Kumar V. Medicina geriátrica. In: Munjal YP (Ed). API Textbook of Medicine, 9ª edição. Nova Deli: Jaypee Brothers Medical Publishers (P) Ltd.; 2012. pp. 2038-42.

Nadig R R, Usha G, Kumar V, Rao R, and Bugalia A. Geriatric restorative care - the need, the demand and the challenges. J Conserv Dent. 2011 Jul-Sep; 14(3): 208-214.

Yeh K C, Michael S. K, Michèle J. S. Medicina Dentária Geriátrica: Componente integral dos cuidados ao paciente geriátrico. Taiwan Geriatrics & Gerontology 2008; 3(3):182-192.

Shrivastav A, Bhambal A ,Reddy V, Jain M. Dental prosthetic status and needs of the residents of geriatric homes in Madhya Pradesh, India (Estado protético dentário e necessidades dos residentes de lares geriátricos em Madhya Pradesh, Índia). J. Int Oral Health 2011; 3; (4) : 9-13

Handbook of Clinical Nutrition and Aging (Manual de Nutrição Clínica e Envelhecimento). Segunda edição, editada por Connie Watkins Bales e Christine Seel Ritchie, 2009.

S. Rattan e M. Kassem (eds.), Prevention and Treatment of Age-related Diseases, © 2006 Springer.

Gopal K Ingle, Anita Nath. Geriatric Health in India: Concerns and Solutions. Indian J Community Med .2008; 33 (4): 214-218.

Drees A M. Alterações fisiológicas orais e periorais com o envelhecimento. Pakistan oral & dental journal 2010; 30(1):26-30.

Slaughter Y A, Malamud D. Oral Diagnostics for the Geriatric Populations (Diagnóstico oral para a população geriátrica):

Situação atual e perspectivas futuras Dent Clin N Am. 2005; 49:445-461.

Shapiro K.Classifying Age Groups. Medscape Pharmacists. 2004;4(2)

Teorias do envelhecimento . .www.angelfire.com/ns/southeasternnurse

http://prolongyouth.com/theories.html

Reddy N S, Reddy N A, Narendera R, Reddy S D. Levantamento epidemiológico sobre a desdentação. J Contemp Dent Pract 2012; 13 (4):562-570.

Dhar HL. Gender, aging, health and society (Género, envelhecimento, saúde e sociedade). J Assoc Physicians India. 2001 Oct; 49:1012-20.

Qadri S et al. An epidemiological study on quality of life among rural elderly population of Northern India [Um estudo epidemiológico sobre a qualidade de vida entre a população idosa rural do Norte da Índia]. Int J Med Sci Saúde Pública 2013; 2:514-522.

Ingle G K e Nath A. Geriatric Health in India: Concerns and Solutions. Indian J Community Med. 2008; 33(4): 214-218.

Kleisiaris C. A prevalência de sintomas depressivos numa população idosa e a sua relação com situações de vida em cuidados domiciliários. Revista de Ciências da Saúde 2013 ; 7 (4) :417-423

Srinivasan K, Vaz M & Thomas T. Prevalence of health related disability among community dwelling urban elderly from middle socioeconomic strata in Bangaluru, India (Prevalência de incapacidade relacionada com a saúde entre idosos urbanos de estratos socioeconómicos médios em Bangaluru, Índia). Indian J Med Res 2010 ;131: 515-521

Shalini, Joshi M C. Estudo da polifarmácia e problemas associados em pacientes idosos. Revista Internet de Atualização Médica 2012 ;7(1):35-39

Maddens M, Imam K, Ashkar A. Hypertension in the Elderly (Hipertensão nos Idosos). Prim Care Clin Office Pract 2005 ; 32:723-753

Rajan S I. Population Ageing and Health In India (Envelhecimento da População e Saúde na Índia). Publicado por Centre for Enquiry into Health and Allied Themes 2006 ISBN : 81-89042-44-0

Swami H.M, Bhatia V, Gupta A.K, Bhatia S.P.S. An Epidemiological Study of Obesity among Elderly in Chandigarh (Estudo epidemiológico da obesidade entre os idosos em Chandigarh). Jornal Indiano de Medicina Comunitária 2005; 30 (1):11-13

Laurence Z. Rubenstein, Josephson R K. Falls and Their Prevention in Elderly People: What Does the Evidence Show? Med Clin N Am 2006; 90: 807-824.

Srivastava R, Nongkynrih B, Mathur VP, Goswami A, Gupta SK. Elevado peso da cárie dentária na população geriátrica da Índia: A systematic review. Indian J Public Health 2012; 56:129-32.

Persson R E, Persson G R. Os Idosos em Risco de Periodontite e Doenças Sistémicas. Dent Clin N Am 2005;49 :279-292

Srivastava R, Gupta S K, Mathur V P, Goswami A , Nongkynrih B . Prevalência de cáries dentárias e doenças periodontais e sua associação com factores de risco sociodemográficos entre pessoas idosas em Deli, Índia: A CommunityBased Study. Southeast Asian J TropMed PublicHealth 2013 ; 44 (3):524-533

Gati D, Vieira A R .Idosos com maior risco de cárie radicular: Um olhar sobre os riscos multifactoriais com ênfase na suscetibilidade genética. Jornal Internacional de Medicina Dentária 2011:2011 : 1-7

Clark G T, Minakuchi H. Dor orofacial e perturbações sensoriais nos idosos. Dent Clin N Am 2005; 49 : 343-362

Turner M, Leila Jahangiri L , Ship J A. Hyposalivation, xerostomi and the complete denture A systematic review .J Am Dent Assoc 2008;139;146-150

Silverman S. Lesões das mucosas em adultos mais velhos J Am Dent Assoc 2007;138;41S- 46S

Dubey RK, Gupta DK, Shetty P. Situação atual da desdentação na Índia: Revisão sistemática. Chhattisgarh Journal of Health Sciences .2013;1(1) :72-76

Ship JA, Mohammad AR. Guia do clínico para a saúde oral em pacientes geriátricos. 1.ª ed. Baltimore (MD): Academia Americana de Medicina Oral; 1999

Swami HM. Bhatia V. Os cuidados de saúde geriátricos primários na Índia necessitam de iniciativas no novo milénio. Ind J Prev Sco Med. 2003 ;34(4) : 147-152

Scully C, Ronald L. A influência das doenças sistémicas nos cuidados de saúde oral em adultos mais velhos. J Am Dent Assoc 2007;138 :7S- 14S

Gadsby R. A associação entre doença periodontal, diabetes e doenças cardiovasculares. Br J Diabetes Vasc Dis 2008; 8: 187-188.

Bansal M, Rastogi S, e Vineeth NS.Influência da doença periodontal na doença sistémica: inversão de um paradigma: uma revisão. J Med Life. Jun 15, 2013; 6(2): 126-130.

Scannapieco FA, Mylotte JM. Relações entre doenças periodontais e pneumonia bacteriana. J Periodontol 1996;67:1114-1122

Gumus P, Buduneli N. Diabetes Mellitus e Periodontite: Sinais de uma relação bidirecional. EMJ Diabet. 2013; 1:30-36.

Solanki G, Solanki R.Periodontal Infections As A Risk Fator For Various Systemic Diseases (Infecções periodontais como fator de risco para várias doenças sistémicas). Jornal Internacional de Biomedicina e Avançado Investigação2010; 01(01):1-4

Saunders R H, Meyerowitz C. Dental Caries in Older Adults (Cárie Dentária em Adultos Idosos). Dent Clin N Am 2005;49:293-308

Williams B R ,Kim J Uso de Medicamentos e Considerações sobre a Prescrição para Pacientes Idosos .Dent Clin N Am 2005; 49 : 411-427

Wascott WB. Considerações actuais e futuras para uma população geriátrica. J Prosthet Dent 1983; 49:113.

Douglas D, Berkley D, Robert G, Lettinger B. The old old dental patient - the challenge of clinical decision making. J Am Dent Assoc. 1996; 20:321-32.

Turner M D, Ship JA .J Am .Dry mouth and its effects on the oral health of elderly people. Dent Assoc 2007;138;15S-20S

Gilbert A D. Management of Periodontal diseases in elderly patients 2006 ; 3 (3):195-203

Raj B, Prasad, B.G. A Study of Rural Aged Persons: A Social Profile. Indian Jo of Social Work 1971 ; 32: 155 - 162

Gopal K Ingle, Anita Nath. Geriatric Health in India: Concerns and Solutions. Jornal Indiano de Medicina Comunitária 2008; 33 (4): 214-218

Kamath D G, Varma B, Kamath S G, Kudpi R S. Comparação do estado periodontal da população urbana e rural no distrito de Dakshina Kannada, estado de Karnataka. Saúde Oral e Medicina Dentária 2010;4(2):34-37

Rihs L B, Silva D D, Sousa M L R. Cárie dentária em uma população idosa no Brasil. J Appl Oral Sci. 2009;17(1):8-12

Jayakumar HL, Yothi D, Chandra K M, Pallavi HN. Saúde periodontal entre pacientes psiquiátricos idosos na cidade de Bangalore - Índia. Jornal oral e dentário do Paquistão 2011 ; 31(1) :128-136

Shrivastav A, Bhambal A , Reddy V, Jain M. Estatuto protético dentário e necessidades dos residentes de lares geriátricos em Madhya Pradesh, Índia . J Int Oral Health 2011 ; 3(4) : 9-13

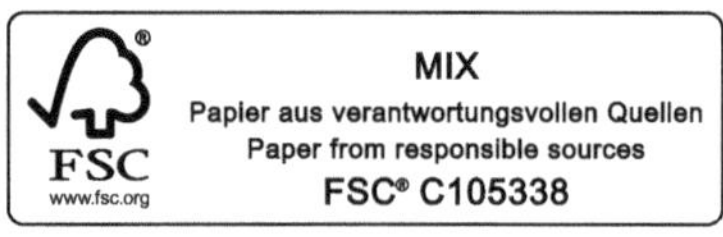

Printed by Books on Demand GmbH, Norderstedt / Germany